DE LA

PROPHYLAXIE DE LA RAGE

PAR LES MOELLES

ET

DE LA RAGE CÉRÉBRO-MÉDULLAIRE.

DE LA

PROPHYLAXIE DE LA RAGE

PAR LES MOELLES

ET

DE LA RAGE CÉRÉBRO-MÉDULLAIRE

Par le Dr FALIU

CI-DEVANT MÉDECIN A PARIS,

LAURÉAT ET MEMBRE CORRESPONDANT DE QUATRE SOCIÉTÉS SAVANTES, ETC.

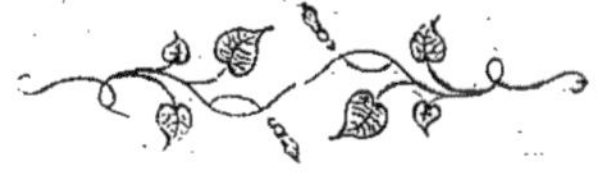

PARIS

LIBRAIRIE J.-B. BAILLIÈRE ET FILS,

Rue Hautefeuille, 19.

PERPIGNAN

CHEZ L'AUTEUR

ET

A LA LIBRAIRIE CHARLES LATROBE,

Rue des Trois-Rois, 1.

1887

DE LA

PROPHYLAXIE DE LA RAGE

PAR LES MOELLES

ET

DE LA RAGE CÉRÉBRO-MÉDULLAIRE

Par le Dr FALIU

CI-DEVANT MÉDECIN A PARIS,

LAURÉAT ET MEMBRE CORRESPONDANT DE QUATRE SOCIÉTÉS SAVANTES, ETC.

PARIS

Librairie J.-B. Baillière et Fils,

Rue Hautefeuille, 19.

———

PERPIGNAN

CHEZ L'AUTEUR

ET

A LA LIBRAIRIE CHARLES LATROBE,

Rue des Trois-Rois, 1.

———

1887

PRINCIPAUX OUVRAGES

DU MÊME AUTEUR :

DE L'AGE ET DE L'ORIGINE DE LA VARIOLE DANS LE MONDE, Paris, 1882, in-8 . . . . 2 fr. 50

DE LA SPONTANÉITÉ DANS LES VIRULENTES ET DANS LES ÉPIDÉMIES, Perpignan, 1883, in-8 . . . . 2 fr. 50

DE L'URTICAIRE, ses causes, sa pathogénie et son traitement (Médaille d'or), Paris, 1869, in-8, 52 pages . . . . 1 fr.

CORPS ÉTRANGERS DANS LES VOIES AÉRIENNES. *(Bull. de la Société médicale d'Anvers)* et tirage à part.

DE L'ACTION PHYSIOLOGIQUE ET THÉRAPEUTIQUE DE L'ALCOOL. Anvers, 1874, in-8. 134 pages . . . . 3 fr.

DE LA MYOSITE, ET EN PARTICULIER DE CELLES DU PSOAS ET DU CARRÉ DES LOMBES. *(Médaille de vermeil de la Société de médecine de Louvain).*

DE LA

PROPHYLAXIE DE LA RAGE

PAR LES MOELLES

ET

DE LA RAGE CÉRÉBRO-MÉDULLAIRE.

PREMIÈRE PARTIE

Impossibilité de la Rage Cérébro-Médullaire.

Et d'abord, y a-t-il une rage cérébro-médullaire ; autrement dit, le cerveau ou la moelle peuvent-ils transmettre la rage canine ? Non, Messieurs [1]. Et si, cependant, cette invention a passionné les esprits jusque dans le corps de la Faculté, c'est que l'homme n'a pas cessé d'être attiré par le merveilleux et l'impossible ; le médecin à qui les soucis de la pratique plissent trop souvent le front, échappe peut-être moins encore à cette loi de la constitution humaine.

[1] La publication de ce mémoire, dont la première moitié était remise depuis plusieurs mois, avait une destination qui n'a pas été acceptée.

Vous me permettrez donc de me placer, en commençant, sous la protection d'une vieille maxime, à laquelle je donne, pour mon usage, la formule suivante : lorsqu'une idée nouvelle, ou renouvelée, se généralise rapidement et soulève un grand enthousiasme, on peut tenir pour certain qu'elle est fausse ou erronée à un degré égal à l'émotion qu'elle excite.

Je dois encore ajouter que la question de la rage et des virulentes est trop la mienne ; et que les preuves que je vais exposer sont trop sérieuses pour que l'expression libre de ma pensée puisse m'attirer le reproche de détracteur, qui suppose l'injustice et la méchanceté.

Et pourquoi, d'ailleurs, la science et la liberté interdiraient-elles au plus humble des médecins l'examen d'idées et de théories dont il croit pouvoir facilement démontrer l'erreur et le danger ?

La rage est une virulente ; elle possède donc un virus. Le virus, qu'il est inutile de définir ici, est une humeur éventuelle, passagère, transitoire, sécrétée , cependant, comme les humeurs congénitales ; et à la sécrétion de laquelle, par conséquent, il faut pareillement un organe qui, à son tour, est éphémère et adventice ; mais dont la nécessité se démontre par le produit même qu'il élabore : la médecine ne me contredira pas. Du reste, la variole a son organe de sécrétion ; tout le monde a vu celui de la vaccine, et l'on connaît celui qui est le point de départ d'une autre virulente, qu'on désigne toujours très clairement en ne la nommant point.

La nature ne peut pas avoir assigné, dans l'anatomie normale de l'individu, comme aux reins et au foie, une place fixe et stable à un organe dont la fonction est si courte et si incertaine ; cet organe n'est donc qu'un accident qui se surajoute à l'organisme, auquel il ne peut être fait ni addition ni retrait sans que l'intégrité n'en soit troublée. L'organe sécréteur des virus est donc une lésion de la pathologie commune.

Ainsi le virus rabique est pourvu de son organe pathologique de sécrétion : où siège cet organe et en quoi consiste-t-il ? C'est certainement ce que l'on saurait depuis seize ans, si l'école d'Alfort eût cru devoir m'ouvrir ses laboratoires : permettez-moi, Messieurs, de penser, encore aujourd'hui, que ce n'est que là que peuvent prendre un caractère authentique les expériences qui intéressent la pathologie comparée.

Mais on connaît le chancre, le bouton vaccinal, la vésicule variolique. L'organe sécréteur du virus de la rage doit avoir une analogie quelconque avec ces lésions sécrétantes : au moins faut-il qu'il soit matériel, et, à ce titre, apparent et tangible : sa présence n'aurait pas échappé à l'habileté de l'œil microscopique de M. le professeur Cornil. Cet organe n'existe donc point dans les centres nerveux ; sa sécrétion y est encore plus absente que lui-même, et il n'y a pas de rage cérébro-médullaire : les moelles *inoculées* ne sont que des moelles vierges, aussi neutres pour le mal que pour sa cure. Concluez donc, avec moi, que la base manquant absolument, l'édifice ne saurait être qu'imaginaire ; et la discussion serait close. Toutefois, je vous demande la permission de la reprendre et de la poursuivre.

Supposons l'existence de l'organe pathologique de la sécrétion de la rage dans les centres nerveux, qui, vous le savez, sont fort peu endurants : il résulterait de sa seule présence une symptomatologie spéciale, que la nature et la physiologie du cerveau et de la moelle permettent de conjecturer avec certitude ; et qui différerait essentiellement de celle de l'hydrophobie contagieuse, quoique le dénouement en dût être presque aussi funeste.

En outre le système nerveux général n'étant qu'une prolongation du cerveau et de la moelle, le même organe sécréteur se montrerait nécessairement, au moins sur les principales divisions de ce système, où il serait plus aisé et infiniment moins dangereux d'aller prendre son produit.

Mais le virus rabique pourrait se rendre avec une plus grande abondance au cerveau et à la moelle ?

Il le pourrait, en effet, puisqu'il se transporte dans la bouche du chien ; et y produire une riche imprégnation diffuse : mais d'où et par où ? Et pourquoi y affluerait-il en plus grande quantité ?

Quelle est la puissance qui l'y attire ? L'anatomie a-t-elle doué ces organes de quelque aptitude d'attraction certaine et jusqu'ici ignorée ? La nature, prenant le virus rabique à sa source, qu'on dédaigne de rechercher, l'y conduirait-elle à travers des chemins inconnus et creusés pour lui au milieu de tissus également douteux, où l'école ne saurait jamais ni le constater ni l'utiliser ?

Ajoutez encore que non-seulement le cerveau et la moelle devraient attirer, par une vertu spéciale, le virus de la rage ; mais qu'ils devraient, en outre, être favorisés de la faculté de le retenir, sans quoi l'équilibre synergique de l'économie en déverserait l'excédent dans les parties plus pauvres de l'organisme.

Et, d'ailleurs, le système nerveux n'étant, comme plus haut, qu'une émanation des centres, la propriété de concentration appartiendrait pareillement à l'expansion de la substance nerveuse ; et l'animal serait enragé dans tout son individu : pourquoi donc trépaner d'innocentes bêtes, et faire à leur cerveau des blessures qui les vouent à la mort, malgré la rage ?

Il est vrai que l'admission de cette dernière idée rendrait mortelle ou fort dangereuse la piqûre anatomique des cadavres rabiques. Mais, justement, ces piqûres ont été nombreuses avant l'invention de M. Pasteur ; et jamais elles n'ont été suivies d'accidents hydrophobiques. L'auteur de l'article de la rage, dans le Grand Dictionnaire de Médecine, se trouva dans ce cas en faisant des recherches dans des cadavres de mordus de loup enragé, dont on dit aujourd'hui que les morsures sont si particulièrement graves. Il fut inquiet pendant quelques jours, car il était alors sans expérience. Mais depuis cette époque, déjà éloignée, le fait s'est montré fréquemment dans les écoles de médecine vétérinaire, et, même, dans les infirmeries de simples praticiens : il est commun à Alfort, où les maîtres et les plus jeunes élèves ne lui prêtent que l'attention qu'ils donneraient au même accident dans les autopsies les plus ordinaires.

Cette action négative de la subdivision de la matière nerveuse remontant, de proche en proche, jusqu'aux centres, enlève nécessairement à ceux-ci toute nocivité rabique, car une source, coulant dans des canaux hermétiques, est la même à son émergence que dans les moindres ruisseaux qu'elle alimente.

Enfin, le virus de l'hydrophobie, que des raisons particulières amènent incontestablement dans la bouche de l'animal des espèces rabiques, qui se rendrait dans le cerveau, la moelle et les nerfs, en traversant tous les autres tissus, devrait manifestement se trouver sur tous les points de l'organisme, sans aucune exception, à moins que, disons-nous, l'anatomie positive ne lui eût tracé des routes mystérieuses, ou que des décrets providentiels ne lui assignent des destinations expresses, ce qui est deux fois absurde. Et alors, encore comme plus haut, il suffirait de mettre à découvert un nerf, un organe, un solide quelconque ; une humeur sortie de son laboratoire, pour tenir une source infaillible et intarissable de virus rabique : et, pour la seconde fois, serait condamné le spectacle imposant d'une trépanation et d'une blessure cérébrale, généralement mortelles, ainsi que l'exposition des moelles, que la puissance de l'entraînement rend encore plus dangereuse sur les esprits enthousiastes. Mais faut-il donc de si grandes doses de cet agent contagieux ? Le virus hydrophobique a-t-il donc besoin d'être si abondant ? Quelle quantité est-elle, enfin, supposée nécessaire pour une rage réussie ? — Consultez la balance de la vaccine, de l'inoculation, du chancre, et, par approximation, vous vous démontrerez que c'était exposer la rage cérébrale à paraître apocryphe, en appelant les quantités à son aide ; et en faisant mépris, pour l'expérience des moelles ascendantes et descendantes, du chien des rues ou de celui des cabanons d'Alfort.

C'est, en effet, ce chien, toujours à la disposition du chercheur, et la bave qu'il inocule, qui devaient être les seules bases de l'étude sur la prophylaxie de la rage. Car c'est aux morsures du chien, d'ailleurs, en tout semblables à celles de tous les animaux auxquels l'hydrophobie est naturelle, qu'il s'agit essentiellement de remédier ; et la dent de la bête furieuse ne choisissant pas sa place sur la surface de l'homme, que souvent elle ne fait qu'effleurer, c'était, en outre, à l'inoculation cutanée qu'il fallait avoir recours et se fixer, pour que les démonstrations fussent sérieuses et irréprochables : l'inoculation cérébrale, virulente ou neutre, n'est qu'un mirage qui trompe le jugement par les suites du traumatisme, appelées du nom fallacieux de rage canine.

Il fallait, en un mot, que par une expérience préalable, la virulence d'une région quelconque de la moelle fût prouvée d'une façon irrécusable. Il fallait que la moelle supposée virulente fût inoculée, dermiquement et à l'aiguille, à plusieurs chiens, dont la totalité auraient dû contracter la rage, puisqu'ils auraient reçu des inoculations positives et vraies : nous nous expliquerons plus loin sur les exemptions à la suite de morsure.

Il est étrange que personne n'ait songé à cette introduction nécessaire : la preuve méthodique de la virulence des moelles ; car si la moelle préparée n'était pas rabique et contagieuse, elle serait entièrement privée de propriétés prophylactiques ; et tout l'échafaudage de la rage cérébro-médullaire s'écroulerait avant la mise en œuvre de l'invention. Tandis que, d'un autre côté, les résultats positifs de cette expérience mettaient aux mains de la discussion une arme doublement tranchante, aussi nuisible aux approbateurs qu'aux dissidents : l'inoculation *après morsure* additionnait deux rages également mortelles ; et, pratiquée sur un sujet *indemne*, elle le conduisait inévitablement à la mort.

Avant toute application, il était donc essentiel de savoir si, oui ou non, la moelle et le cerveau peuvent être pourvus de virulence inoculable : si l'on donnerait la rage par inoculation cutanée de moelles dites rabiques.

De ce qui précède doit se tirer cette conséquence naturelle : La vérité ne sera satisfaite, et la conviction scientifique ne sera acquise qu'à cette quadruple condition : bave rabique, inoculation cutanée ; sujets francs de toute prophylaxie ; et, enfin, préservation par les moelles, inoculées pareillement par la méthode dermique.

Mais l'obligation de cette épreuve radicale exposait la rage des centres nerveux à un autre danger aussi grand et aussi certain que celui de tous les arguments que la vérité et la logique mettent au service de la discussion ; le merveilleux s'en évanouissait ; et le médecin lui-même, passionné devant l'échelle des godets à moelle, serait resté muet et indifférent devant la froide raison : si le traitement préventif de la phthisie, qui fauche le monde avec beaucoup plus de fureur que la rage, n'attire que de rares adhérents parmi le public et les hommes de l'art, c'est précisément en raison de la simplicité connue de la méthode et de la qualité du promoteur, qui n'est qu'un membre très connu et très savant de la Faculté de médecine de Paris.

En résumé, Messieurs, ni organe cérébro-médullaire de sécrétion rabique ; ni autre source connue ; ni route tracée à travers l'organisme ; ni trépanation autorisée par la science ou la pratique; ni inoculation cérébrale possible et permise, telles sont, sans les étendre davantage, les impossibilités de la première partie de notre argumentation.

Pour compléter notre sujet, nous aurons donc à parler des virus ; de leur action prochaine et éloignée ; de leur inoculation et de la préservation qui la suit ; des faits et des résultats ; c'est-à-dire qu'il nous reste à exposer la partie véritablement pratique et décisive de la question de la rage cérébrale ou médullaire.

SECONDE PARTIE

Pour comprendre que, simple et modeste médecin, je fasse seul opposition à la rage cérébrale et à la prophylaxie qu'on en a déduite, il faut savoir que je ne fais que défendre mon bien.

Dans ma Deuxième Preuve de la spontanéité, parue à la fin de juin 1883 [1], je disais : « La spontanéité, si vous savez vous « rendre dignes d'elle, veut donc vous préserver efficacement de « la picote. *Elle veut même vous guérir de la rage,* ce sphinx « affreux, qui, depuis l'origine du monde, n'a pas encore trouvé « son Œdipe ; et qui fait accuser d'insanité d'esprit quiconque osə « tenter de munir l'homme d'armes pour le vaincre : demandez à « la contagion si elle peut vous rendre ces services, et ce que « peuvent valoir de tels bienfaits » [2]. — « Des échos descendus « des voûtes de l'Académie de Médecine, répètent à toutes les « oreilles que depuis dix ans, la typhoïde a doublé ses morts, et « la variole quintuplé les siens : bizarre progrès, conquis au « collège de la contagion ! La spontanéité, tout humiliée, *ne* « *promet que la prophylaxie la plus excellente de la picote et la* « *guérison de la rage.* » [3]

Ce n'est qu'à une époque fort voisine, se ralliant elle-même à la date de l'*Age et de l'origine de la variole,* que parurent les premières communications sur la rage cérébrale, dans lesquelles fut présentée, comme argument de premier ordre, une tête de vache enragée, dont le cerveau avait conservé une virulence extrême après trois semaines de décès : vingt-et-un jours après la mort !!!

[1] Paris, Baillière et fils. — [2] Page 13. — [3] Page 50.

Mais je serais insensé si je montrais la prétention de réclamer la priorité en écriture publique. Il n'y a, du reste, aucune analogie entre le système de l'école pastoriste, ou pastorienne, comme dit M. le professeur Cornil, et les procédés scientifiques de la vérité : M. Pasteur, avec son grand talent, restera toujours le premier dans son invention ; et, avec mes non moins grandes imperfections, je serai toujours le premier dans mes deux découvertes.

Cependant, ma demande à l'école d'Alfort, portée par moi-même, à travers les prussiens, formellement remise à celui qui en était le chef, et dont les termes sont conservés, prouverait avec d'autres écrits authentiques, qu'à la date de quinze ou seize ans en arrière, j'étais en possession de ces deux secrets, que je n'ai pas trouvé à placer au prix modeste et fort naturel, je pense, d'un certificat d'auteur incontesté, de propriétaire simplement nominal. Les idées nouvelles ont successivement imposé silence à la raison. Et tandis qu'une demi-génération ne nous sépare plus du jugement et de la condamnation de la rage médullaire, qui aura vécu son temps et donné tous ses effets, il m'est encore permis de répéter que la question de virus, de contagion, d'infection, de préservation, d'épidémie... est toujours beaucoup la mienne : mes deux découvertes, qui le proclament avec moi, me restent toujours fidèles, et se préparent à accompagner dans le néant la main désintéressée qui les tendait.

Nous nous conformerons, dans les développements qui vont suivre, au programme qui termine la première partie, et que nous décomposerons de la manière suivante :

Virus : Inoculation. — Action prochaine. — Action éloignée. — Prophylaxie. — Culture ;

Spontanéité ;

Faits et Résultats ;

Conclusion.

VIRUS.

Les virus sont des produits de sécrétion ; toute sécrétion virulente est le travail physiologique d'un organe spécial, qui, n'étant ni normal ni permanent dans l'espèce, ne saurait être qu'une lésion pathologique. Mais l'agent sécrété n'est pas moins un composé d'une pureté parfaite : rien n'est plus beau et plus naturel que la limpidité de cristal de roche des virus de la vaccine ou de la variole. Là où manque l'organe, la sécrétion est forcément absente. Nous avons vu que ni le cerveau ni la moelle ne présentent cet organe chez l'animal enragé ; nous allons incessamment démontrer que la physiologie interdit aux centres nerveux la production du virus rabique : ils ne sont donc pas inoculables, et le système est condamné.

Inoculation. — Les virus s'inoculent ; ce n'est même qu'à ces seuls agents qu'appartient la propriété d'inoculation, qui a pour corollaire des phénomènes importants que nous aurons à rappeler dans le cours de cette étude.

L'inoculation procède donc toujours d'une source notoirement virulente, qui n'établit jamais son siège que dans la peau. C'est uniquement dans des lésions tégumentaires qu'on puise l'agent de l'inoculation ; et l'on ne vit jamais l'organe qui sécrète les virus que sur le derme ou les muqueuses : ce fait d'observation éternelle sera facilement compris si l'on réfléchit que toute affection virulente fut primitivement une maladie cutanée. La syphilis, la variole, les fièvres éruptives, la vaccine même, dans laquelle les hommes les plus compétents recommandent d'incliner la lancette, pour qu'elle ne sorte point du derme, ne sont d'abord que des maladies des enveloppes extérieures.

Si l'organe sécréteur ne se montre exclusivement que sur les membranes tégumentaires, c'est qu'il ne peut naître et évoluer dans aucun autre département de l'organisme : ce n'est, par conséquent, que sur le tégument seul que l'inoculation peut prendre et réussir. Demandez à Jenner ce qu'il pensait des inoculations profondes ; et demandez-vous à vous-mêmes, Messieurs, ce que vous penseriez de l'annonce novatrice d'une éruption de variole dans les muscles de la cuisse ou ceux des parois abdominales. C'est donc vainement que la prophylaxie pastoriste inocule le cerveau ou la moelle ; et c'est aussi vainement qu'elle reporte dans les profondeurs du sujet des matières prises dans l'intérieur des victimes. C'est pour cette raison que ces inoculations prétendues ne sont suivies ni d'éruption, ni d'aucun des autres phénomènes que produisent les virus : disons-le franchement, rien n'est moins exact que le mot employé. Dans la science vraie, ce sont les qualités qui caractérisent l'objet et le nomment ; dans la science fausse, le nom est tout l'individu et fait toute sa fortune.

L'école pastorienne ne fait donc point d'inoculation ; l'opération à laquelle elle donne ce nom, incapable de tout bien, peut, au contraire, se faire suivre d'accidents fâcheux, si les produits mis en usage sont altérés, comme dans le choléra d'Espagne, notre filleul, et pourrait même se montrer dangereuse avec des moelles sainement conservées.

La seringue *Pravaz* est-elle bien un instrument à inoculation ? Quelle analogie l'école nouvelle lui trouve-t-elle avec l'aiguille ou la lancette dont se sont servis Mme Boivin, M. Bousquet, M. Depaul ; M. Taupin, même, à qui la vaccine doit une si grande reconnaissance ? Est-ce avec une seringue que Jenner inoculait la variole, lorsqu'il découvrit la vaccine contemporaine ? Est-ce d'une seringue que se sont servis les indiens et les chinois, qui ont inoculé la variole et la vaccine plus de trois mille ans avant nous [1], et qui inscriront dans leurs annales qu'il est venu des contrées lointaines de l'Occident un peuple hardi et novateur, pratiquant l'inoculation avec une jolie petite seringue inventée par l'un de ces barbares, d'ailleurs intelligents et avancés ? Quelle similitude, enfin, constatez-vous entre la seringue *Pravaz* et la dent inoculatrice du caniche ou celle du dogue enragé ?

Appeler inoculation l'envoi au milieu des tissus profonds, de

---

[1] Voy. Age et origine de la variole dans le monde. — Paris ; Baillière et fils.

flots de liquides, souvent sales et inconnus dans leur composition, quel sacrilège scientifique ; quelle odieuse profanation des choses les plus sacrées de la médecine ! Considérer comme identiques l'insinuation d'une gouttelette infinitésimale d'un liquide pur et virulent dans l'enveloppe tégumentaire, et l'injection sous-cutanée d'une mesure d'autres liquides, composés, troubles et souvent malsains, quel étrange désordre dans les idées nouvelles, quelle confusion dans la science classique ! Un tel enseignement n'est-il pas un progrès rétrograde, qui nous ramène avec la rapidité de la vapeur vers des temps que la médecine avait perdu la crainte de jamais revoir ?

L'inoculation est virulente et cutanée ; le reste doit être relégué dans le monde tournant des hypothèses irréalisables, car il n'est suivi d'aucune des conséquences que, dans l'autre cas, l'observation a étalées aux yeux de toutes les générations.

Le virus rabique, *à dose canine*, porté dans sa concentration naturelle, ou injecté à l'état de dilution sous la peau, avec la précaution de ne la point toucher, ni à l'aller ni au retour, serait-il inoculé et fertile ? Non, Messieurs ! Qu'on l'essaye, cependant ; que l'expérience se fasse publiquement ; qu'elle soit confiée à l'école d'Alfort, et la réponse pourra être acceptée. Cette question serait depuis longtemps jugée si cette même école eût cru pouvoir m'ouvrir les portes de sa division de la rage ; mais les notions qui précèdent, les données et les principes qui seront exposés obligent de nier : la rage ne succéderait point. Qu'à défaut d'expérience à l'égard de l'hydrophobie contagieuse, chacun répète ce qui suit.

Que par l'écartement attentif d'une incision suffisante, on enfonce un petit trocart ; que le poinçon retiré, on le remplace par un stylet mousse chargé de virus vaccin ou de virus variolique ; et qu'après le contact certain de l'extrémité virulente avec les tissus profonds on retire le stylet caché dans la canule, sans contact aucun avec le derme, et jamais il n'y aura ni inoculation ni vaccine : jamais. Mais ces virus, insérés dans la peau des mêmes sujets jusque-là réfractaires à l'expérience, seront, au contraire, suivis des effets connus de l'inoculation et de la vaccination.

La vaccination! voilà encore un nom dérobé à l'inoculation par la seringue hypo-dermique lançant, dans la profondeur des tissus sous-cutanés, toutes sortes de matières impures et de liquides impossibles à nommer. Je ne veux pas apitoyer de nouveau le lecteur sérieux sur le trouble dont souffre la médecine par l'étrange confusion qui assimile des opérations dissemblables, entre lesquelles les procédés, les substances mises en usage, les conséquences et la physiologie creusent une séparation profonde comme un abîme. — Quelle serait l'action des virus injectés à haute dose? Voilà une question dont la spontanéité connaît seule l'importance ; mais ce n'est pas ici qu'il peut lui être permis d'aborder ce sujet.

Un autre grand phénomène montre que le virus est seul inoculable, et que la peau est seule susceptible d'être inoculée.

Les virus n'ont pas une action immédiate : ils incubent. L'incubation est l'espace qui sépare l'inoculation virulente de la naissance du nouvel organe sécréteur. Aucune autre substance n'est pourvue de cette singulière vertu suspensive.

Inoculez de même toute autre matière absorbable, et vous verrez incontinent se produire les effets de l'agent mis en expérience, effets qui seront ceux de la septicémie, de l'intoxication, de l'empoisonnement venimeux... En sorte que si vous cautérisez, si vous détruisez le point tégumentaire inoculé de virus, avant qu'il n'ait montré la pointe d'aucun monticule, avant qu'il n'ait donné lieu à l'apparition d'aucune trace d'organe sécréteur de l'espèce, c'est-à-dire, durant un grand nombre d'heures pour la vaccine et la picote ; par la cautérisation, l'ablation, la destruction quelconque de l'insertion virulente, vous empêcherez positivement tous les effets des virus, dans toutes les expériences ainsi conduites ; tandis que la même tentative d'avortement restera infructueuse, presque instantanément, pour toutes les autres substances actives, parce que, n'étant point des virus, ces dernières ne sont ni inoculables ni incubantes.

Si l'inoculation bâtarde des liquides non virulents est hors d'atteinte un court instant après son dépôt cutané, *l'inoculation* hypodermique est encore bien moins accessible aux moyens destructeurs de l'inoculation vraie : l'impression, sur l'économie, des matières lancées dans les tissus se manifestera donc à très court délai, sauf le cas, répétons-le, où elles seraient virulentes, circonstance qui les rendrait neutres et inactives, les virus n'agissant que dans l'enveloppe tégumentaire.

Cette instantanéité d'action, opposée à l'incubation, prouve que le virus seul est inoculable ; et l'incubation ne s'effectuant que dans le derme, démontre que la peau ou les muqueuses sont seules susceptibles d'être inoculées. On voit aussi, par déduction, combien est irréconciliable, dans notre sujet, l'antagonisme de la seringue et de l'aiguille ; et combien il importe à la pathologie générale de séparer rigoureusement l'inoculation et l'injection, et de signifier sans délai sa décision à la rage médullaire.

En un mot, le virus incube, et son action peut être annihilée ; le reste file rapidement, et ne peut plus être atteint.

Cependant, il est parlé, dans la conférence de M. Cornil, d'une expérience négative d'arrêt d'inoculation virulente. Si la mémoire pouvait avoir trompé l'auteur, nous penserions que ce fait a été rapporté à rebours, car il serait le seul à introduire dans la science, qui, au contraire, en possède beaucoup d'autres d'une orthodoxie parfaite à l'égard de nos principes, et que confirment, précisément dans la rage, des hommes célèbres, médecins et chirurgiens, conseillant la cautérisation, même tardive, lorsqu'une dangereuse sécurité a fait négliger de la pratiquer plus près de l'accident.

La cautérisation, à la connaissance de tout le monde, est le meilleur prophylactique que connaisse la saine pratique ; tous nos efforts doivent tendre, non à la discréditer, mais à l'entourer respectueusement de toutes les améliorations dont elle peut se montrer susceptible.

Le premier des malades envoyés à M. Pasteur avait eu ses nombreuses morsures cautérisées à l'acide phénique. Ce fait nouveau aurait dû frapper l'attention du corps médical ; il offrait au praticien, curieux des secrets de son art, un débouché à l'étude et à la discussion, beaucoup plus sérieux, et, assurément, plus utile que la négation d'un principe gênant : *quel est l'état physique du caustique le plus propre à l'entière prophylaxie de la rage ?*

Le cautère actuel, s'entourant instantanément d'une couche humide et réfrigérente de tissus décomposés, vaut-il mieux ou est-il moins favorable que le caustique liquide, de concentration suffisante, qui s'insinue plus exactement dans toutes les anfractuosités de la morsure ? Les caustiques solides, dont il faut couvrir une large surface, sont peut-être passibles du reproche encouru par les premiers ; et ils peuvent présenter d'autres inconvénients.

L'examen approfondi, et, surtout, la solution de ce problème auraient eu, pour l'art de guérir, une importance majeure, qui ferait certainement regretter les efforts de désaffection ou de rejet de la cautérisation, à laquelle la médecine doit des vies humaines que, jusqu'à l'heure où j'écris, aucun autre moyen ne pouvait préserver.

En attendant que la réflexion publique ramène les esprits à une plus froide appréciation, je n'hésite pas à lancer solennellement cette prophétie : La teinture d'Iode et un pinceau à manche de plume seront désormais le prophylactique préféré contre la rage ; et remplaceront dans le monde, plus légitimement surpris, les moelles enragées d'animaux tous vierges de ce mal, ainsi que les moelles inoffensives d'animaux morts de rage vraie.

Quant à l'expérience sur laquelle nous venons d'argumenter,

qui, sauf l'attention que demande le maniement du virus rabique, est aussi simple qu'une inoculation et bien plus facile que l'introduction au milieu des tissus profonds des virus de la variole et de la vaccine, ou qu'une injection *pravaz*, elle mérite évidemment d'être publiquement reprise : il est aisé de voir, en effet, qu'elle domine les principaux chefs de cette controverse.

Inoculation et infectieuses. — La propriété d'inoculation des virus et la nécessité de se former dans un organe spécial qui ne peut naître et fructifier que dans la peau, ou, plus exactement, dans le tégument, nous ont suffi pour montrer que le cerveau et la moelle ne pouvaient jamais être, en aucun cas, ni contagieux, ni prophylactiques, puisqu'ils sont fatalement privés de ces deux facultés de production et d'inoculation virulentes. Ces deux mêmes conditions suffisent encore à distraire des virulentes toute une classe de maladies, quoiqu'elles soient généralement épidémiques, comme la plupart, ou la totalité des premières.

Et il arrive qu'à leur tour, ces affections divorcées viennent apporter de lourds témoignages contre les rages nouvellement inventées.

L'école classique avait introduit cette division dans la pathologie générale ; mais c'est d'instinct et empiriquement qu'elle avait effectué cette scission entre des maladies que la méthode et la physiologie défendaient de tenir mêlées et confondues. Il est évident que la variole ou la rage ne présentent aucune ressemblance avec le charbon ou le choléra ; mais il est non moins certain que les dissidentes sont dépourvues de virus et d'organe pour en fabriquer à l'inoculation, que les virus seuls ont le privilège de produire. Sans virus et sans inoculation, l'incubation devient naturellement impossible : ces caractères ont une importance taxonomique bien plus tranchée que des analogies ou des dissemblances extérieures.

On a donné à ces maladies le nom *d'infectieuses*, qui les rend absolument indéfinissables ; mais qui, en même temps, les déclare non virulentes, non inoculables, et, en résultat, non contagieuses; car si l'on continuait à leur attribuer ces qualités, ni l'empirisme, ni la science raisonnée n'auraient pu en prononcer l'ostracisme ; et l'on n'aurait toujours que des virulentes.

Les virus seuls s'inoculent, et l'inoculation ne s'en fait que dans les téguments. Les infectieuses sont privées de virus et de l'organe qui les sécrète ; elles ne sont donc pas inoculables ; et par une extension très naturelle, elles se trouvent entièrement dépourvues de toute vertu prophylactique. Qu'est-ce donc qu'une *infectieuse* ; et qu'inocule-t-on chez elle ? On les inocule, cependant, sous le patronage de la nouvelle école française ; et l'aiguille qui sert à cette inoculation est toujours une seringue ! Mais encore une fois, que peut-on donc inoculer dans les infectieuses qui n'ont ni le virus, ni l'organe qui le produit ? On ne le sait ; tout le monde l'ignore : c'est une opération à la grâce de Dieu !

On les inocule, néanmoins. C'est ainsi que s'ouvrit en Espagne une agence de prophylaxie fiscale avec succursale à Paris. Comme aujourd'hui, des délégations médicales furent envoyées au-delà des Pyrénées par divers souverains d'Europe, parmi lesquels ne se remarquaient, cependant, ni la reine d'Angleterre, ni l'empereur d'Allemagne ; et, comme aujourd'hui, elles se retiraient satisfaites, lorsque le cri de l'opinion publique obligea le gouvernement national à mettre les volets sur ce singulier institut prophylactique.

En Amérique, un autre confrère, un savant professeur, inspiré aussi, et encouragé par l'école infinitésimale de France, crut avoir trouvé l'inoculation de la fièvre jaune, qui n'est également qu'une *infectieuse*, et qui, en cette qualité, est absolument privée d'agents d'inoculation. Mais, plus sage et plus désintéressé que le médecin espagnol, il semble désirer plutôt l'oubli que la propagation de son idée.

La rage n'est pas une infectieuse ; ce n'est pas cependant sans motif sérieux que nous avons appelé ici les épidémiques sans virus ; car on inocule d'après les mêmes procédés et les mêmes vues, le choléra d'Espagne, la fièvre jaune d'Amérique, le charbon de tous les pays, le choléra des poules et la rage médullaire !

Une même opération, que l'on pratique dans les virulentes et dans les infectieuses, qui n'ont point de virus, et dont l'empirisme et la science ont dû faire une classe à part, fournit à l'opposition un argument terrible contre la rage nouvelle et la prophylaxie qu'elle a imaginée : la maladie virulente ne veut son inoculation que dans le tégument ; l'école pastoriste, au contraire, inocule à la seringue Pravaz et la rage foncière et la rage prophylactique !

Si la rage pouvait être inoculée à la seringue, elle serait une infectieuse, et la prophylaxie n'appartient qu'aux virulentes ; et si la rage continue d'être une virulente, elle crie erreur et mensonge aux seringues à injection sous-cutanée.

Il apparait avec une entière évidence, à la vue du tableau de ces incessantes contradictions, que les idées ne sauraient être plus discordantes dans l'école pastorienne et même dans la science régulière, dont l'insuffisance, en matière de virus et de contagion, a laissé naître cette étonnante chose, qui, avec son concours baptismal, s'est appelée la rage médullaire et la prophylaxie des moelles !

Nous avons dit que les *infectieuses* sont absolument indéfinissables : Que faut-il entendre, en effet, par une *infectieuse* ?

Cependant, pour la circonstance, et sans engagement pour l'avenir, on pourrait définir l'*infectieuse* : une maladie épidémique privée de virus. Or, sans virus, il n'y a point d'inoculation ; sans inoculation, il n'existe point de contagion ; et sans contagion, on ne peut prendre la défense ni de la communication intime, ni de la transmission médiate ; et l'on se trouve ainsi conduit, par une logique impitoyable, à la promulgation de la spontanéité : ceci est une réponse indirecte et anticipée à une allégation de M. le Professeur Cornil, reproduite dans les Annales de Médecine thermale.

En résumé, gardons-nous de jamais négliger la cautérisation, après laquelle les blessés pourront être soumis sans inconvénient à toutes les excentricités préventives. Pour ce qui regarde l'inoculation, retenez toujours bien que son agent est un virus ; que le virus ne sort que d'un organe pathologique de sécrétion, et qu'il ne s'inocule que dans le tégument : vous resterez ainsi toujours convaincus que ce qui désobéit à ces lois n'est qu'une révolte pernicieuse contre la vérité et le progrès.

N'oubliez pas que le cerveau ni la moelle ne pouvant porter cet organe sécréteur, ni être alimentés autrement que les autres parties de l'organisme, les moelles dites rabiques ne sont, forcément, qu'indifférentes et inertes ; et que, par conséquent, leur irruption dans la profondeur des tissus ne saurait engendrer d'autres effets que ceux d'une injection sous-cutanée de bouillies de moelles quelconques.

Ne permettez plus que l'on confonde l'inoculation *pravaz* et la nôtre ; car la première relègue nécessairement la rage parmi les infectieuses, qui n'ont point de contage ; tandis que l'inoculation cutanée de la bave hydrophobique ramène forcément la rage dans le giron de sa famille.

Action prochaine. — Le premier effet du virus est ce singulier sommeil incubant que nous avons mis en opposition avec l'action immédiate des corps non virulents : les virus seuls incubent. La fin de ce sommeil est exactement marquée par la naissance et le développement successif d'un organe sécréteur absolument semblable à celui qui a fourni le virus inoculé.

A ces deux phénomènes, que la pratique présente chaque jour à notre observation, s'ajoute un troisième caractère, non moins remarquable et aussi infaillible : l'organe sécréteur de l'espèce naît exactement sur le point même de l'inoculation, qui, on le sait maintenant, doit être cutanée où muqueuse. Incubation, création de l'organe sécréteur, naissance sur place, tels sont les trois premiers signes visibles et nécessaires de l'inoculation réussie.

On ignore en quoi consiste l'organe sécrétant de la rage et la place qu'il occupe chez les animaux rabigènes. La recherche de ces deux inconnues faisait partie de notre programme d'Alfort : il nous est donc interdit d'espérer que la bonne fortune nous offre jamais l'occasion de vérifier, à leur égard, les données qui nous dirigent encore aujourd'hui. Mais il importe de remarquer que la morsure rabique est impropre à cette perquisition, parce qu'elle est constituée par une blessure large et déchirée, qui, parfois, occupe de larges surfaces ; et, en outre, parce que, pour cette détermination, il manque à la science un terme de comparaison, un modèle, un type, qu'on ne peut trouver que dans la rage naturelle, soit qu'on la croie nombreuse avec nous et la vérité ; soit, au contraire, qu'il faille se contenter des cas que les statistiques nous octroient, additionnés de ceux qui nous reviennent de droit dans les origines dites *douteuses*. Mais nous devons rappeler que, dans les rages nouvelles, les inoculations ne procédant point d'une source de sécrétion et ne produisant, sur place, dans le cerveau, la moelle ou ailleurs, aucune modification apparente, aucun phénomène sensible, ces deux viscères sont absolument dénués de virulence, et qu'en conséquence, ils sont aussi radicalement impropres à l'inoculation préventive qu'à la contagion hydrophobique : tout raisonnement dont serait la base une présomption contraire serait frappé d'une stérilité trois fois prouvée.

Cependant, pour avancer, ou pour favoriser la solution à laquelle nous ne pouvons plus prendre part, et pour aider, en même temps, au résultat final du problème des rages hypothétiques, que l'on confie au public et aux écoles de médecine vétérinaire les expériences suivantes :

Que l'on inocule, à la manière du chien enragé des rues, c'est-à-dire extérieurement et à l'aiguille, un nombre raisonnable de chiens, douze ou quinze au moins, avec de la bave rabique de l'animal libre ou retenu dans les infirmeries officielles, en puisant, autant que possible, chez plusieurs malades, et en croisant les inoculations ; qu'on inocule ensuite, d'après la même méthode, une égale meute d'épreuve avec des cerveaux et des moelles empruntés aux animaux qui auront fourni le virus des expériences précédentes, ou à des confrères aussi positivement malheureux ; et en proclamant les résultats, dont ne se glorifieront point les rages de nouvelle invention, on pourra, peut-être, annoncer qu'on a trouvé, sur le chemin, l'organe sécréteur du virus de l'hydrophobie, son siège et sa nature.

Effets éloignés et Prophylaxie. — Celui des effets éloignés qu'il importe particulièrement de signaler dans cette étude est l'état constitutionnel qui succède aux symptômes d'action prochaine ; il est commun à toutes les virulentes et il est attesté par divers phénomènes que l'observation a fait connaître.

Il consiste dans une saturation plus ou moins parfaite de l'organisme par le virus dont il vient d'être atteint. Rien n'a été changé dans l'économie du sujet ; une virulente l'a traversée et a laissé à l'individu, vis-à-vis de la même maladie, une immunité de durée variable. Chaque virus agit ainsi pour son compte : une diathèse s'établit ; et comme les diathèses de même nom ne s'ajoutent point — ceci est encore un axiome pour mon usage — il y a préservation ou prophylaxie.

Mais d'après ce même aphorisme, il faut que la diathèse soit persistante ; car si elle avait été épuisée par le temps, par la thérapeutique, par les événements extérieurs ou ceux de la vie intérieure [1], le cas d'addition de l'axiome aurait disparu ; une seconde contagion serait possible, et serait suivie d'une diathèse nouvelle et semblable, à laquelle, sa puissance durant, il ne serait pas possible d'en ajouter une autre de même nom : c'est dans ce fait de physiologie virulente que se trouve l'explication des varioles et des vaccines après vaccination, des secondes syphilis et de bien d'autres faits, qui ont donné lieu à de grandes discussions, restées, néanmoins, sans résultat, faute de principes fixes.

[1] Voyez *Post-scriptum*; deuxième preuve de la spontanéité.

Une diathèse préexistante, *et en vigueur*, est donc indispen
sable pour la préservation des virulentes de même nom. Pour
être préservé de la rage, il faut que l'individu soit sous la puissance de la diathèse rabique : il faut qu'il ait eu la rage ! Or il
est sans exemple que l'homme ou l'animal enragés aient survécu
à l'hydrophobie contagieuse : aucune diathèse rabique ne peut
donc s'établir ; aucune prophylaxie n'est donc possible. En un
mot, pour n'avoir point la variole ou une nouvelle vaccine, il faut
être sous l'influence de la diathèse variolique ou vaccinale ; pour
ne plus contracter la syphylis, il est nécessaire que l'on soit sous
la domination d'une vérole constitutionnelle : pour être préservé
de la rage, qui est invariablement mortelle, on doit donc avoir eu
la rage à laquelle on ne connait point de succédané, et vivre ainsi
dans la diathèse rabique.

La possibilité de ce fait demande d'abord à être prouvée.

Nous extrayons d'un article reçu par le journal le *Roussillon* [1],
le paragraphe suivant, par lequel se termine cet article :

« Pour être préservé d'une virulente, il faut avoir eu cette
virulente ou une similaire équivalente ; pour être préservé de
la variole, il faut avoir eu la variole ou la vaccine ; pour être
préservé de la rage, il faut avoir eu la rage. — Il faut avoir eu la
rage !

« Pour qu'un préservatif soit efficace, dans les virulentes, il doit
précéder le mal et son incubation ; s'il est postérieur, il ajoute ses
effets à ceux mêmes de la maladie, naturelle ou inoculée : combien
de médecins ne pourraient-ils pas ici prendre ma plume !

« Si la vaccine ou l'inoculation ne sont appliquées que durant
le premier travail de la picote, elles sont frustes ou inutiles ; si le
préservatif de la rage, supposé vrai, n'est administré qu'après la
morsure supposée rabique, il ne peut être que malfaisant ou
inutile : ces principes sont inflexibles ; aucun effort d'imagination,
aucun miracle de crédulité ne peuvent les ébranler. »

On pourra nous dire que ce sont précisément les principes
rigides et inviolables de notre doctrine et les incertitudes de la

---

[1] 2 avril 1886. — Perpignan.

vieille école qui rendent merveilleuse la découverte dont nous contestons les résultats ; mais celle-ci porte elle-même, ostensibles et évidentes, les preuves de son impuissance, car c'est en ajoutant la rage à la rage, qu'elle veut préserver de la rage ! La *culture* qui, dit-on, exalte ou affaiblit les virus vrais et ceux qui sont apocryphes, fortifiera encore la prophylaxie de la foi contre la grande erreur des moelles préservatrices.

En résumé, il se déduit de cette longue discussion que le préservatif de la rage, qui n'a point de succédané, et dont la diathèse serait nécessairement de même nom, devrait être inoculé avant la morsure, comme la vaccine et l'inoculation sont pratiquées avant l'incubation de la picote ; il faudrait, en outre, que l'insertion du virus rabique fût tégumentaire, comme le sont les prophylactiques de la variole, et comme le fait la mâchoire enragée.

Mais il est palpable qu'une opération conduite dans ces conditions ne serait qu'un cas certain de nécrologie.

Culture des virus. — La *culture des virus* et la *stérilisation* des liquides qui les transportent après leur transformation sont encore deux expressions heureuses qui contribuent puissamment à la fortune des systèmes nouveaux, parce qu'elles sont fort ingénieuses, et que personne ne saurait ni les expliquer ni les comprendre. Qu'est-ce que la *culture* des virus, qui s'insinue si agréablement dans l'imagination ?

Un virus, qui est une sécrétion, un produit naturel, sort complet, parfait, achevé tout au moins, de l'organe qui l'élabore. Il ne peut plus subir aucun changement, ni en haut ni en bas ; ce qu'il est, ce que la nature l'a fait, il le sera maintenant jusqu'à ce que les manipulations de la chimie morte, dans les mains de laquelle il vient de tomber, l'ait transformé en quelque corps nouveau, ou l'ait fait passer en des décompositions successives dont chacune s'éloigne davantage du produit originel.

Un virus ne saurait donc être ni fortifié ni affaibli sans être modifié dans sa constitution, sans cesser d'être lui-même : le produit travaillé sera bien toujours quelque chose, mais il ne sera plus un virus.

Supposeriez-vous, Messieurs, qu'il fût possible de fortifier ou d'affaiblir, même par les procédés de l'ingéniosité la plus exquise, le sperme, le virus syphilitique, les larmes lacrymales, la salive, la sueur, la bile..., qui sont aussi des sécrétions, sans les troubler dans leur composition intime ? — Nous n'envisageons, on le comprend, que les sécrétions sorties de leur fabrique ; et nous séparons formellement l'hypothèse absurde de la culture des virus, des modifications en plus ou en moins, que la physiologie , troublée par la maladie ou la thérapeutique, peut imprimer à des produits encore liés à la vie.

Les virus peuvent être étendus, dilués ; mais la dilution n'est pas un affaiblissement ; le virus s'y maintient intact, car si dans une fraction de cet excipient allongé il se trouve seulement un atome du virus naturel, il produit hardiment l'inoculation. Le virus de la vaccine et le virus d'inoculation de la variole nous montrent tous les jours leur puissance dans des véhicules d'où on les jugerait disparus, si l'expérience n'en démontrait encore l'activité.

Les virus ne peuvent donc pas être affaiblis sans être dénaturés, sans cesser d'être des virus. Pourrait-on plus facilement les fortifier ? Non. Que, par un procédé quelconque, on cultive, dans le signe *plus,* le virus rabique de la gueule du chien des rues ; et les expérimentateurs désappointés rapporteront un agent aussi innocent que des moelles d'animaux bien portants ; car ce virus est un produit fini, fermé, qui aura perdu toutes ses propriétés au moment même de sa transformation, parce qu'il sera devenu un corps nouveau.

-Les virus ne sont donc pas susceptibles de culture directe ; mais on pourrait peut-être les cultiver en les faisant passer à travers des animaux doués d'aptitudes opposées ? Non ; encore une fois, non !

Que l'on prenne publiquement des lapins, des cobaies parvenus à leur extrême puissance de culture et des chiens simplement enragés, et qu'on inocule le virus rabique de tous ces animaux, ou d'autres encore, si l'on peut recueillir sur eux du virus vrai, comme l'est celui que produit le chien, et l'on verra s'il y a un virus de culture plus forte et un virus de culture plus faible que celui que sécrète la nature.

Ici la seringue à injection hypodermique est hors d'emploi, car elle n'a d'usage que dans les cas où il n'existe point de principe virulent : où est le virus du charbon, du choléra humain, de la fièvre jaune... ? Où se fabrique-t-il ?

Et quelle serait la raison de l'affaiblissement ou de l'exaltation des virus ? Nous ne connaissons point l'agent de l'hydrophobie, ni, par conséquent, l'organe qui en opère la sécrétion [1] ; mais il ne s'est encore trouvé autour de nous aucun animal, *inoculé* par morsure, qui ait résisté à la violence de cet agent passager : finalement sa puissance s'est montrée égale partout chez les mammifères. Fabriquerait-on un virus qui fît mieux mourir, et à l'égard duquel celui des genres *canis* et *félis* fût un produit atténué ? Et serait-ce dans les moelles ou les cerveaux, à qui il sera toujours défendu d'être contagieux et prophylactiques, que se réunirait le principe fortifié de la rage ?

Le lapin et le cobaie sont assurément des animaux très maniables ; mais si, malgré les présomptions les plus opposées, ils pouvaient fortifier le virus hydrophobique, l'usage fréquent qui est fait de ces animaux en physiologie expérimentale, aurait dévoilé, si vous voulez depuis bien des années, les causes anatomiques qui rendraient leur organisme plus particulièrement rabique.

Cette révélation ne s'est pas encore produite ; et par l'autorité de lois auxquelles nous avons vu M. Pasteur lui-même se soumettre, il est prouvé que les virus s'affaiblissent en courant de sujet en sujet vivant. Le virus rabique, descendant du

[1] Voy. page 25.

chien jusqu'au lapin et au cobaie, ne pourrait donc avoir subi qu'une grande dépréciation ; alors qu'en regard de ces modèles de lymphatisme, le singe, notre père arriéré, peut-être notre fils dégénéré, mais toujours notre proche voisin, se conformerait, en effet, si grandement aux mêmes lois de décroissance ! Un résultat opposé, obtenu d'une expérience directe, avec le virus canin ou félin, inoculé à la peau, peut seul donner tort à notre doctrine ; et si nous insistons pour que toutes les épreuves du système pastorien soient publiques et remises aux mains d'hommes naturellement compétents, c'est que nous voudrions les soustraire à l'illusion qui trompe si souvent l'œil et le jugement des inventeurs : nous voudrions aussi les voir devenir usuelles et accessibles au médecin ; tandis que ce n'est que difficilement que l'on voit la pratique des nouvelles découvertes médicales franchir le seuil de l'école novatrice.

Nous rappelons, dans notre deuxième Preuve de la Spontanéité, que d'après une statistique académique, la variole, depuis dix ans, a quintuplé ses morts. Or, la picote est un fléau infiniment plus destructeur que la rage. C'est ce virus-là, surtout, que par une culture raisonnée, raisonnable, pratique et facile, la nouvelle science devrait rapporter à l'humanité, fortifié, puissant et durable ; et la France, qui n'est pas toujours généreuse envers ses vrais bienfaiteurs, mais qui, cependant, cède facilement aux entraînements qu'on sait lui proposer, la France irait inscrire le nom de cet homme utile dans la couronne immortelle de Jenner.

Quant à la *stérilisation*, c'est encore un nom heureux, et, de même que le précédent, il n'est que cela. Le virus rabique est étendu dans la bave du chien, qui est un composé de chimie complexe ; le virus vaccin, le virus de la variole se délayent, sans inconvénient, dans l'eau, dans le lait, dans la salive..., dans tous les liquides qui ne sont pas des réactifs altérant leur nature : tous les excipients sont stérilisés, à cette seule condition.

SPONTANÉITÉ.

On dit, on écrit, on enseigne que la rage ne naît jamais spontanément ; qu'elle est toujours le résultat de la transmission. Cette
opinion, qui favorise si singulièrement toutes les idées théoriques,
est, cependant, aussi celle que professe la généralité de l'école
classique.

Si c'était de l'homme que l'on entendît parler, nous ne proteste-
rions point ; mais c'est évidemment au chien et aux autres
membres des espèces rabiques que la nature aurait refusé la
faculté d'engendrer la rage par simple spontanéité ; car dans
toutes les publications, dans tous les discours, dans les statistiques
les plus accréditées, c'est toujours de rage intercanine que l'on
parle, et de communication à l'homme qu'il s'agit.

Cependant, il y a eu, à une époque quelconque de l'existence
du monde, un premier chien enragé : celui-là, étant le premier
hydrophobe qui eût encore paru, n'avait pu recevoir la maladie
par contagion ; et cette rage, étant la première qui eût jamais
existé jusqu'à ce moment, était bien née de toutes pièces, spontanément. Nous l'avons dit ailleurs, ce fait incontesté a une importance capitale, car, en prouvant la possibilité de la spontanéité, il
devient la base de notre doctrine. Une simple négation ne saurait
plus suffire pour exclure la spontanéité de la pathogénie de la
rage : il faut, pour l'en effacer, quelque chose de plus puissant
qu'un décret humain.

La spontanéité, d'ailleurs, n'est pas le néant ; elle a une cause,
et s'il pouvait être prouvé que cette cause existe toujours, moyen-
nant les intermittences propres aux virulentes, ce ne serait manifestement que par une révolte consciente de la volonté que la
spontanéité continuerait d'être bannie de la science.

Or, le premier chien qui fut enragé jadis était exactement celui
qui lèche nos mains. Le milieu dans lequel ce premier chien a
vécu est le même que celui où vivent ses descendants, car avec

un milieu différent les chiens d'alors ou ceux d'aujourd'hui eussent eu la vie impossible. La conséquence d'un milieu identique exige la persistance d'un monde semblable. Enfin, la maladie est toujours restée la même et l'animal a conservé les mêmes mœurs. Les influences naturelles sous lesquelles vivait le premier chien enragé s'exercent donc toujours sur l'espèce ; et lorsque celles de ces influences qui ont engendré la première rage agiront sur un ou plusieurs sujets des genres prédestinés, la rage se reproduira toute seule. Et comme le monde, le milieu et le chien resteront en présence jusqu'à la fin du monde, la rage se manifestera spontanément jusqu'à la consommation des siècles ; parce que les mêmes causes produisent sans cesse les mêmes effets, et que la spontanéité est reconnue possible.

Les contradicteurs de la spontanéité, du reste, sont mal affermis dans leurs raisonnements de proscription, car la spontanéité est littéralement inscrite dans toutes leurs statistiques. Les chiffres qu'on lui accorde sont minimes, sans doute, mais en les additionnant dans les comptes publiés en divers pays, et dans les calculs qu'on eût pu dresser encore, ce nombre, d'apparence si exceptionnelle, se serait étonnamment agrandi, et aurait acquis une résistance imposante. Les statistiques, enfin, ou les faits libres, remontant dans les âges jusqu'à la première rage parue, qui, celle-là, fut bien spontanée, complèteraient une chaîne continue contre laquelle aucune négation ne pourrait prévaloir.

Une autre preuve de non moins grande valeur se tire encore des mêmes statistiques, qui mentionnent régulièrement des cas *douteux* entre la transmission et la naissance spontanée. Ceux-ci confirment donc bien les autres, et leur ajoutent la part que l'incertitude nous livre nécessairement.

Il n'est donc pas permis de soutenir que les cas avérés et les faits douteux que nous accordent les statistiques contagionnistes ne constituent que d'infimes exceptions : la vérité démontre le contraire ; et, par eux, elle défend qu'on nie le principe, dont aucun homme n'aura jamais le pouvoir de limiter les effets.

Dans les villes et dans les campagnes, lorsqu'est signalé le passage d'un chien hydrophobe, les mesures de précaution que demande la sécurité publique sont toujours poussées plus loin que n'exigerait la stricte nécessité ; et nous sommes le premier à conseiller cette prudence exubérante : il ne faut pas que puisse survivre la menace d'un danger possible.

Aussi, nonobstant les coïncidences, toujours admissibles, et malgré la durée incertaine de l'incubation, n'arrive-t-il pas, ou n'arrive-t-il que par miracle, qu'à l'époque correspondante du passage de cet hydrophobe, on observe quelque cas de transmission, à l'égard duquel, d'ailleurs, le public et l'autorité se comportent avec la même rigueur et la même sagesse.

C'est ainsi qu'il ne peut rester que de très rares foyers de contagion ; et les quarantaines d'observation générale auxquelles sont soumis les lieux demeurés suspects, finiraient bientôt par faire disparaître la terrible maladie de la rage, si elle n'avait une étiologie indépendante, prise dans la nature même.

Aux arguments qui précèdent viendront peut-être quelque jour s'ajouter d'autres données non moins importantes, en tête desquelles se placera la méthode usitée dans la construction des statistiques qui nous occupent.

De ce faisceau de notions variées sortira lumineusement la preuve que les cas attribués à la rage transmise sont précisément ceux mêmes qui appartiennent à la spontanéité : les chiffres du contagionnisme se trouveront ainsi renversés.

Mais avant de nier la production spontanée de la rage chez les animaux auxquels elle est propre, n'aurait-il pas fallu effacer, ou au moins, réfuter des écrits nombreux, dont l'effort se borne à la discussion des causes de cette même spontanéité, et qui, circonstance remarquable, appartiennent à des célébrités contemporaines ? Que signifierait, d'autre part, l'étiologie de la rage, cherchée par une multitude de médecins contagionnistes dans des conditions hygiéniques diverses, et, notamment, dans les désirs vénériens non satisfaits ? Est-ce que tout cela est de la transmission, plutôt qu'une étrange confusion d'idées dont souffre depuis trop longtemps la science des virulentes ?

J'ai dit dans l'une de mes dernières publications que toute vérité scientifique s'accompagne d'applications proportionnées à sa propre importance. Pour me faire pardonner la longueur de cet article, je le termine par cette nouvelle inédite :

La rage est spontanée le plus souvent. Toute virulente sortant de son incubation a son organe de sécrétion épanoui : c'est sans exception. La rage, nous l'avons dit, ne peut se soustraire aux lois de sa famille. L'organe sécréteur de la rage spontanée existe donc au moment de la confirmation, ou, déjà, dans les heures qui la précèdent. Cet organe, unique ou multiple, est tégumentaire, nous le savons. Le vêtement de l'animal en rendra, sans doute, la recherche difficile, mais non impossible.

L'organe, trouvé et étudié, fournira une source pure et abondante de virus rabique, que, par des tâtonnements patients, l'expérience saura rendre prophylactique ; et l'inoculation de tous les chiens, pratiquée dans leur première enfance, mettrait presque entièrement l'homme à l'abri de la transmission et de la spontanéité de l'hydrophobie domestique ; car la vie du chien est probablement trop courte pour épuiser la diathèse communiquée.

Ce serait déjà un grand honneur pour le principe que nous osons défendre d'avoir su deviner et prédire l'organe sécréteur de la rage spontanée ; mais l'application indiquée serait véritablement la gloire de la doctrine.

FAITS ET RÉSULTATS.

Les faits se rangent suivant trois catégories d'individus, qu'il suffira de rappeler.

L'enthousiasme qu'a soulevé la théorie des moelles prophylactiques, nourri par les papiers publics, a singulièrement exalté l'imagination dans toutes les classes de la société : chacun a fait son examen de promiscuité avec des chiens virulents ; et un nombre considérable d'individus se sont trouvé dans leur passé prochain ou éloigné, des motifs de crainte sérieuse vis-à-vis de la terrible maladie.

Les mordus de caniche agacé et de bouledogue grincheux ;

ceux-même à qui faisait défaut cette raison presque légitime, se sentaient persécutés par le fantôme de la rage ; et ils accouraient en foule se soumettre au traitement de l'institut Pasteur, où affluait aussi un argent qui embarrassera le comité, s'il ne songe à une construction que d'autres usages puissent utiliser.

Jamais, en effet, on n'avait vu, avant cette nouvelle découverte, d'aussi grandes masses venir demander aux savants médecins de la capitale un remède préventif de la rage, qu'il se présenta alors de solliciteurs pour la prophylaxie des moelles ; arrivant, comme j'ai dit, sans patente plus précise que leurs appréhensions ; avec des morsures saines ; rêvées souvent ; suspectes, peut-être, quelquefois, mais alors dûment brûlées, comme celles du premier malade traité à l'institut Pasteur, dont toutes les plaies avaient été cautérisées à l'acide phénique.

Et nul, dans ces multitudes rabiquement excitées, ne réfléchit ; et personne ne réfléchit pour elles, que pour que toutes ces craintes pussent avoir un fondement raisonnable, il aurait fallu que dans la période correspondante il se fût trouvé une abondance tout à fait insolite de chiens enragés, que la rumeur publique aurait signalée, et que, plus tard, les recueils spéciaux auraient fait connaître dans ses détails.

Voilà une première catégorie d'enragés sans rage, qui a été nombreuse, ainsi que chacun a pu le constater ; et à laquelle toutes les prophylaxies sont naturellement applicables ; mais dans laquelle n'entrent que des individus qui ne peuvent servir à aucun calcul de statistique.

Les deux autres catégories se partagent les véritables inté-ressés.

Parmi les mordus de rage, combien y en a-t-il chez qui doive se développer la terrifiante maladie, et comment se répartis-sent-ils ?

Des blessés par chien hydrophobe, privés de tout soin prophy-lactique, plus de quatre-vingts échappent à la contagion, car les statistiques déclarent qu'en moyenne on ne compterait pas plus d'une mort sur six mordus. M. Pasteur ne conteste pas ces nom-bres. Quoique, dans un excès de confiance, les russes, mordus de loup, n'aient pas songé à se prémunir contre les fâcheuses éventualités, les décès qui les ont affligés n'ont pas dépassé le nombre proportionnel habituellement constaté après morsure rabique.

Ce chiffre, relativement faible, mais encore beaucoup trop élevé, s'explique par la défense des vêtements du mordu ; et par cet autre fait, non moins certain, savoir, que la sécrétion de la rage n'étant point gingivale et ne pouvant que par très rare exception s'effectuer dans la bouche, la dent qui mord doit être souvent dépourvue de virus : des morsures successives par la même mâchoire provoqueraient encore cette dernière éventualité.

Cette médiocre proportion de victimes étant expliquée, comment se divisent, dans les deux catégories restantes, les chiens enragés, ou les individus que leurs morsures rendent hydrophobes ?

Dans ces deux classes se rangent le chien errant et le chien de salon, le chien bien élevé, de bonnes mœurs, et les victimes qu'il faut respectivement leur attribuer : combien la première fournira-t-elle de sujets à la nécrologie ? Pour les raisons que nous avons développées plus haut, le chien des rues n'expose à la rage qu'un faible contingent de mordus, lesquels, d'ailleurs, avertis par l'événement même, courent chez le pharmacien du voisinage, chez le médecin, chez le vétérinaire et même chez le maréchal-ferrant, pour faire cautériser aussitôt leurs plaies : il n'est pas besoin de prouver qu'en France, notamment, on ne trouve plus guère de mordu, virulent ou simplement suspect, dont la volonté repousse cette opération éminemment préventive ; et la cautérisation n'étant faillible que lorsqu'elle est incomplète, il est bien permis d'affirmer que ces premiers inoculés, bénéficiant encore de l'immunité sextuple, ne fournissent à la statistique qu'une très minime proportion de cas de mort.

Ainsi, ce serait le chien de la troisième catégorie, le chien bien élevé, qui serait le plus grand pourvoyeur de la rage humaine : l'affection aveugle dont il est l'objet ; la confiance qu'on lui continue malgré la manifestation de signes suspects ; la négligence du recours à la préservation, résultant de ces conditions fâcheuses, font bien comprendre que c'est particulièrement à ce propagateur que la nécrologie rabique doit la plupart de ses sujets. Or cette classe de contaminés fréquente peu .l'Institut Pasteur.

Notons donc que ce serait bien cette classe, privée le plus souvent de toute précaution préventive, qui alimenterait les statistiques, et qui a plus spécialement servi à fixer la proportion de cinq indemnes sur six mordus de rage ; et redisons que les russes venus à Paris, qui appartiendraient à la catégorie précédente, confirment exactement eux-mêmes les données de la statistique, que corroboreraient les autres morts de cette division si l'on avait pu établir semblablement le rapport entre les mordus sans cautérisation et les rages déclarées.

Il résulte de tous ces détails que si l'on fait abstraction de la première série, que la rage ne regarde point ; que si l'on ne retient que les deux autres classes, dont la dernière est certainement la plus nombreuse, les morts, à la suite de la préservation par les moelles, ne diffèrent point de celles de la statistique ; et que les résultats de M. Pasteur sont exactement ceux qui auraient succédé, si les mordus eussent été simplement abandonnés à eux-mêmes. Mais il serait d'une flagrante injustice d'accuser le savant d'aucune de ces terminaisons malheureuses, si l'injection sous-cutanée des moelles se montre aussi inoffensive à l'égard de la chirurgie et de la santé générale qu'envers la contagion. Cependant, je l'avoue, l'usage précipité de la seringue hypodermique ne serait pas loin de troubler ma confiante quiétude.

Tels sont les faits ; tels sont les résultats.

Pour les contester, il ne faudrait rien moins qu'une expérimentation publique, poursuivie suivant les conditions que nous avons plusieurs fois indiquées, et condamnant nos affirmations, résumées elles-mêmes dans ces simples mots [1] : la science et la raison ne seront satisfaites qu'à cette triple condition : bave

[1] Voy. page 10.

rabique, inoculation cutanée, sujets vierges de toute prophylaxie.

Il faut que dans une ·expérience publique et solennelle, des animaux en nombre suffisant soient inoculés de bave rabique dans la peau ou une muqueuse ; et qu'à l'aide de procédés quelconques ils soient préservés par les moelles mêmes des fournisseurs du virus rabique ; il faut que la préservation soit totale, ou à peu près, car les animaux mis en expérience pourraient plus ou moins bénéficier de la loi d'immunité sextuple, dont la statistique gratifie l'homme.

La profondeur des plaies n'est pas une objection sérieuse, puisque l'inoculation virulente est cutanée ; le nom de la dent inoculatrice ne saurait nous être opposé, non plus, car ce n'est que le virus tégumentaire qui transmet la contagion ; et la date de l'inoculation est également insignifiante, puisque les virulentes peuvent être neutralisées jusqu'à la veille du terme de leur incubation.

De ce chapitre, et des considérations qui le précèdent, il se déduit encore, avec une égale netteté, que jusqu'à ce qu'il ait été trouvé une méthode pratique de *rabiation*, comme celle, par exemple, dont j'ai esquissé le plan, la cautérisation restera la prophylaxie par excellence de l'hydrophobie virulente, et que toute l'attention du médecin doit avoir pour objet de la perfectionner et d'en étendre l'usage.

Ici se représenterait la question du choix du caustique. L'état liquide de ces agents me semblerait préférable, si, pour être utiles, ils pouvaient ne pas détruire les tissus, et ne point s'affaiblir aussitôt, en se fermant encore, pour ces deux raisons, le chemin vers les anfractuosités de la blessure, à travers les détritus de la matière détruite.

M. le professeur Fol propose l'essence de térébenthine, à laquelle nous ne saurions donner notre approbation, pour deux motifs principaux. D'abord, les essences ne se mêlent pas à l'eau, dont nos tissus sont si largement gorgés et qui, par conséquent, rejettent l'agent volatil, en lui fermant, comme plus haut, tout passage vers les recoins de l'inoculation. Secondement, cette huile essentielle ratatine les tissus vivants, et les inconvénients de cette propriété, s'unissant aux précédents, arrêtent encore la marche de ce préservatif vers sa destination prophylactique.

Je persiste donc dans ma préférence pour la teinture d'iode, qui se soustrait à ces divers reproches; et qui, par une simple inflammation substitutive, modifie la sécrétion virulente et la change en une production de la pathologie commune.

Il est vrai que M. Fol se détermine pour l'huile essentielle de térébenthine moins pour son action cautérisante que pour sa propriété insecticide : si la rage n'avait pas de transmission animée, on comprend ce que deviendrait cette conception microscopique.

<hr>

LES MICROBES.

D'autres admirateurs des moelles prophylactiques appellent aussi au secours du système les petits êtres invisibles qui règnent présentement dans toutes les parties de la médecine, quoique le chef célèbre de l'école n'ait pas songé, jusqu'à ce jour, à leur attribuer un rôle sérieux dans sa nouvelle découverte. Ce serait donc sans nécessité que nous en contesterions nous-même l'intervention; alors, surtout, que nous leur consacrons un grand article dans l'histoire générale des derniers choléras. Mais celle-ci étant menacée de ne point voir le jour, nous demandons la permission de terminer notre travail par quelques considérations utiles sur es habitants du microscope.

<hr>

L'origine des microsoaires est certainement antérieure à celle de l'homme : le microbe a habité la terre avant que l'homme y ait imprimé son pied.

Le microbe naît adulte ; il commence donc aussitôt cette reproduction miraculeuse, que l'on dit être une loi de sa nature.

Si le microbe du premier jour donne naissance dans les vingt-quatre premières heures à vingt ou trente millions de sujets nouveaux, et aussitôt reproducteurs, qui deviennent individuelle-ment les pères et mères d'aussi nombreuses familles, jouissant indéfiniment d'une égale prolifération, l'homme, à son apparition, a dû se trouver enveloppé d'une multitude infinie d'agents dont l'action contagieuse et mortelle ne lui eût jamais permis de transmettre à sa race l'empire du monde ; et, en aucun temps, non plus, il n'aurait eu à discourir sur l'histoire, la nature et les qualités meurtrières des infusoires de l'épidémie, morts aussi, du reste, faute de pâture. Mais, par compensation, ce roi majestueux et puissant aurait été soustrait à la domination, incomparablement humiliante, d'êtres fantastiques, qui cachent leur faiblesse et leurs imperfections dans les ombres du microscope.

Cependant l'homme vit et *croît* au milieu de cette nuée d'ennemis invisibles, épidémiques et destructeurs, sur lesquels cette situation contradictoire déverse encore d'autres impossibilités.

Ainsi les épidémies sont spacieusement intermittentes, tandis que les microbes, leur cause, sont permanents : qui ne voit que l'effet devrait avoir *nécessairement* le même caractère de perennité ? Cette difficulté est accablante pour le microbe, qui ne la secouera pas.

M. le professeur Bouchardat, qui, dans les derniers choléras, s'était rallié à la pathogénie microbique des épidémies, fut arrêté par cette anomalie choquante et n'y trouva pas d'autre solution que cette hypothèse, aussi hardie que scabreuse : après chaque épidémie, le microbe de l'espèce, dont l'évolution est terminée, périt entièrement dans toute sa race.

Et, en effet, s'il restait un seul de ces individus, l'épidémie correspondante ne pourrait prendre fin, puisque de lui naîtraient, le même jour, vingt ou trente millions d'enfants adultes, ajoutant aussitôt leur propre fécondité à celle de leur père unique : or, on sait que la contagion ne demande qu'un atome bien employé.

M. le professeur Koch, de Berlin, acculé à la même impasse, ne découvrit pas un autre moyen de sortir de ce colossal embarras.

L'extermination des microbes serait donc une nécessité indispensable, à la fin de chaque épidémie ; et, même, l'animalcule-cause, devrait évidemment cesser de vivre avant l'extinction de la maladie-effet.

Mais la disparition totale d'une espèce vivante quelconque, sans force majeure prouvée, serait un vrai miracle, ce qui est fort grave. L'inconvénient serait encore bien plus désastreux à l'apparition de chaque nouvelle épidémie, qui, ne pouvant avoir lieu sans microbes, exigerait fatalement une résurrection ou une création supplémentaire d'habitants du microscope, ce qui serait évidemment plus grave, car la création est un acte entièrement clos ; et la résurrection est une opération surhumaine : ce miracle dépasserait donc la grandeur de l'autre.

Or, le temps des miracles est également passé ; et aucune époque ne leur fut certainement moins propre que la nôtre, qui, néanmoins, en fait tacitement un large usage.

La pathogénie microscopique des épidémies se résume donc dans ces deux simples propositions :

L'épidémie, étant longuement intermittente, elle ne peut être placée sous la dépendance des microsoaires, qui sont permanents;

La mort totale du microbe à l'extinction de l'épidémie et sa réapparition à la naissance de l'épidémie suivante, seraient deux miracles, et sont, par conséquent, deux hypothèses absurdes.

Pour finir par un retour direct à notre sujet, nous dirons : Si le microbe enfantait la rage, chaque rage verserait dans l'air des quantités inimaginables de microbes, lesquels, n'épargnant ni homme ni bête, eussent rendu, depuis l'origine, la rage permanente et universelle ; et, depuis le même moment, le monde ne serait qu'un vaste désert, que n'auraient plus troublé que ses propres convulsions.

CONCLUSION.

Tout individu, *véritablement inoculé* de virus rabique, qui n'aura pas reçu d'autre secours que la prophylaxie, même intensive, des moelles, mourra.

La médecine légale n'est pas moins intéressée que la pathologie à la sérieuse méditation des principes exposés dans cet écrit.

FIN.

TABLE DES MATIÈRES

Perpignan, Typ. Charles Latrobe. — 25407